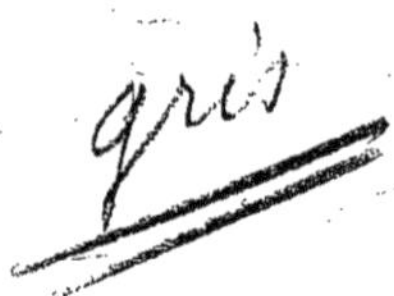

LES MILIEUX

DE

CULTURE DU GONOCOQUE

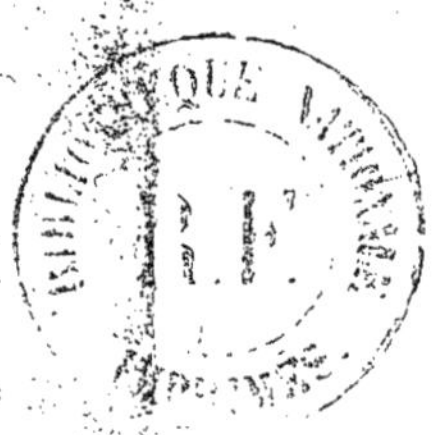

PAR

Le Dr Louis LE FALHER

Docteur en médecine de la Faculté de Paris

PARIS

G. STEINHEIL, ÉDITEUR

2, RUE CASIMIR-DELAVIGNE, 2

1900

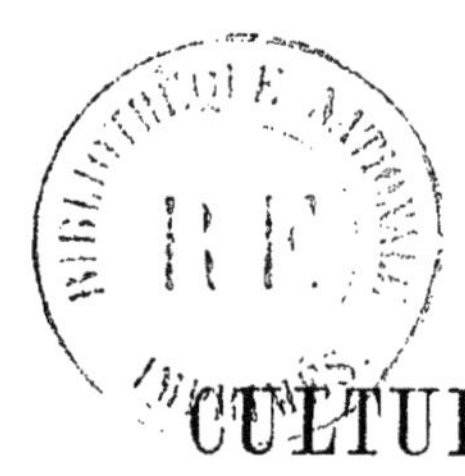

LES MILIEUX

DE

CULTURE DU GONOCOQUE

IMPRIMERIE A.-G. LEMALE, HAVRE.

LES MILIEUX

DE

CULTURE DU GONOCOQUE

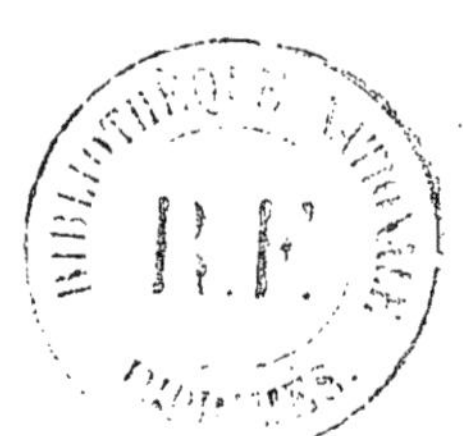

PAR

Le Dr Louis LE FALHER

Docteur en médecine de la Faculté de Paris

PARIS

G. STEINHEIL, ÉDITEUR

2, RUE CASIMIR-DELAVIGNE, 2

1900

Notre première pensée, au début de ce travail, qui est le couronnement de nos études médicales, est de jeter un coup d'œil vers le passé pour remercier tous ceux qui ont contribué, pour une part quelconque, à faire de nous ce que nous sommes.

Nous ne pouvons tout d'abord résister au désir de témoigner publiquement à notre mère bien-aimée toute l'expression de notre plus sincère affection.

Nous nous faisons un devoir de remercier également nos maîtres de l'École de médecine de Nantes, qui ont guidé nos premiers pas dans la carrière médicale et préparé à recevoir, par la suite, les savantes leçons de nos maîtres de Paris.

Au nombre de ces derniers, il en est qui ont droit à une mention spéciale. Que MM. les professeurs Dieulafoy, Fournier et Budin, dans le service desquels nous avons passé, reçoivent l'assurance de notre respectueux et reconnaissant souvenir.

Au docteur Griffon, notre compatriote et notre ami, nous devons un témoignage de gratitude tout particulier. Au cours des années que nous avons passées à Paris, il nous a souvent été donné de mettre sa science à contribution et de nous aider de ses conseils ; c'est lui qui nous a suggéré le sujet de notre thèse ; nous sommes heureux de lui dire publiquement merci et de l'assurer de notre inaltérable amitié.

M. le professeur Blanchard nous a fait l'honneur d'accepter la présidence de notre thèse ; nous le prions d'agréer l'hommage de notre profonde gratitude.

LES MILIEUX
DE
CULTURE DU GONOCOQUE

INTRODUCTION

L'intérêt que nous n'avons cessé de porter aux affections vénéréologiques pendant le cours de notre stage hospitalier ; l'étude, à laquelle nous nous sommes spécialement attaché, de tout ce qui concerne la syphilis et la blennorrhagie, en particulier sur la clientèle si nombreuse et si variée de l'hôpital Saint-Louis, devaient tout naturellement nous amener à choisir pour sujet de notre thèse de doctorat un point de l'histoire bactériologique ou thérapeutique de l'une ou l'autre de ces maladies.

L'agent pathogène de la syphilis reste encore à découvrir ; mais nous connaissons bien celui de la blennorrhagie, et si l'étude du gonocoque n'a pas encore donné tous les résultats que nous sommes en droit d'espérer, c'est en partie parce que ce microbe est demeuré jusqu'à ce jour, d'un maniement délicat, d'une culture fragile, d'une conservation limitée.

Le gonocoque ne pousse pas sur les milieux de culture usuels, tels que la gélose, le bouillon, la gélatine. A peine doit-on corriger légèrement cette proposition dans ce qu'elle a d'absolu, en disant qu'un gonocoque doué d'une grande force de vitalité ou acclimaté par des passages successifs sur des milieux très favorables, peut exceptionnellement donner à la surface de la gélose fraîchement préparée quelques très rares colonies dont l'apparition est trop aléatoire et trop inconstante pour qu'en pratique on puisse en tenir compte.

Aussi tous les efforts tendant à fournir au gonocoque un terrain de culture favorable à son développement parfait doivent-ils être soigneusement enregistrés. Un grand progrès nous semble avoir été apporté dans cette voie par les recherches récentes des bactériologistes. Le milieu que Bezançon et Griffon viennent de préconiser pour la culture du gonocoque mérite d'être vulgarisé, et c'est à cette tâche que nous nous sommes astreint dans cet ouvrage, après avoir passé en revue les milieux antérieurement usités.

Dans un premier chapitre, nous groupons les milieux de culture qui ont déjà fait leurs preuves, qui sont d'usage courant dans les laboratoires ; dans un second chapitre, nous décrivons les milieux de connaissance plus récente, destinés à remplacer les autres.

Ce travail de critique nous a paru avoir quelque intérêt.

CHAPITRE PREMIER

Milieux déjà en usage

A. — Milieux solides

I. — Sérum sanguin humain coagulé

C'est sur ce milieu, qui a surtout un intérêt historique, que Bumm parvint à obtenir pour la première fois des cultures de gonocoques.

Manière de recueillir le sérum. — On peut se procurer le sérum de sang humain de différentes manières. Si l'on n'est pas absolument sûr de son asepsie on stérilisera le sérum à la façon ordinaire par chauffage discontinu (méthode de Tyndall) (1).

Il est plus commode, lorsqu'on le peut, de prendre le sang aseptiquement en : faisant par exemple une saignée avec les précautions voulues, encore y a-t-il beaucoup de chance de contamination ; ou en puisant directement le sang dans la veine au moyen d'une seringue stérilisée, ou simplement d'une aiguille munie d'un petit tube de caoutchouc, le tout ayant été stérilisé à l'autoclave.

Bumm se servait de sang placentaire recueilli de la façon

(1) Le sérum doit être réparti par petites quantités dans des vases stérilisés. Les chauffer pendant une heure chaque jour, à 58°, dix à douze jours de suite.

suivante : immédiatement après la naissance de l'enfant le cordon est coupé (après asepsie) et son bout maternel mis dans un vase stérilisé. Chaque placenta donne ainsi 60 à 80 centimètres cubes de sang (Wertheim). En pratique, il faut s'attendre à n'avoir qu'une quantité moindre.

Quoi qu'il en soit, le sang recueilli est mis à reposer pendant vingt-quatre heures dans un endroit frais. Au bout de ce temps le sérum qui s'est séparé du caillot est distribué dans des tubes stérilisés. On le soldifie à une température constante de 66-68°, les tubes étant maintenus inclinés. En quatre heures il acquiert une consistance de gélatine, sans cesser d'être transparent.

Ensemencement. — Il faut choisir, autant que possible, un pus abondant en gonocoques et l'ensemencer en strie assez épaisse, en déposant une grosse goutte sur le sérum. On doit mettre à l'étuve à 30-34° (Bumm), 36° (Wertheim) immédiatement après et dans une chambre humide si l'on n'a pas capuchonné les tubes.

Aspect des cultures. — Au bout de vingt-quatre heures la goutte de pus a pris l'apparence d'une masse nuageuse à la surface du sérum, qui semble s'être déprimé à son niveau. Elle est visqueuse, gluante et filante.

Au microscope, on y trouve des cellules purulentes et épithéliales encore visibles, bien qu'en voie de destruction. Les cocci s'y sont multipliés. Ils forment des amas sur les coagulations de fibrine ou de mucus, et ont poussé en dehors des leucocytes auxquels ils forment une couronne.

La culture peut entrer rapidement en régression ; les cocci se déformant pour finir par disparaître ; ou bien elle peut progresser. Après quarante-huit heures on voit alors la tache de pus pousser autour d'elle un rebord fin, large d'un demi à un millimètre, transparent, à bord coupé net et dentelé. Au microscope, ce rebord est formé entièrement de diplocoques prenant fortement les couleurs d'aniline et dont toutes les réactions sont celles du gonocoque. Dans la mucosité grisâtre qui reste au centre, on ne trouve presque plus que des débris de cellules mal colorées et des formes gonococciques d'involution.

La croissance ne va guère plus loin. En deux ou trois jours tout se dessèche, en commençant par le centre, et prend un aspect grenu et blanchâtre.

Repiquages. — Il est donc nécessaire de repiquer les cultures après vingt-quatre ou quarante-huit heures. Bumm (dont nous ne faisons que reproduire la description d'après Marcel Sée) conseille, si l'on veut économiser le sérum, de repiquer sur le même tube en faisant une seconde strie à côté de la première. La croissance est lente. En un jour, à la température de l'étuve, la strie acquiert à peine 1 millimètre de largeur. A la température de la chambre, la croissance est encore plus faible ou même nulle ; à une température supérieure à 38° il n'y a pas d'extension. La culture affecte toujours l'aspect d'un vernis extrêmement mince, parfois difficile à voir, incolore par transparence, grisâtre par réflexion. Sa surface est plane, un peu humide, ses bords dentelés, coupés nets ; il n'y a pas de liquéfaction du sérum.

Au microscope, on voit des amas serrés de gonocoques conservant leur aspect ordinaire en diplocoques ; leur grosseur est variable et présente tous les stades du développement du microbe.

Ce sont des cultures semblables que Bumm a pu inoculer avec succès à la première et à la vingtième génération ; leur nature gonococcique est donc indiscutable.

Anfuso a reproduit les expériences de Bumm en remplaçant le sérum sanguin par du liquide d'hydarthrose.

Bockart a employé comme sérum l'exsudat d'une péricardite séreuse.

II. — Gélose-sérum

La culture du gonocoque sur le sérum pur de sang humain ne donnant pas de résultats toujours satisfaisants, on a cherché un autre milieu. Même dans les circonstances les plus favorables, Bumm observa souvent la mort soudaine de ses cultures ; il considère comme impossible la culture de pus provenant des organes génitaux de la femme, où d'autres germes trop nombreux étouffent le gonocoque. Bockhart a vu d'autres microbes, même dans le pus puisé profondément dans l'urèthre (Wertheim). Aussi la nécessité d'une méthode d'isolement des germes se faisait-elle sentir.

Un an après le travail de Bumm, Bockhart réussit à obtenir des plaques en mêlant du sérum et de la gélose. Hueppe avait déjà employé ce milieu. C'est sans connaître le travail de Bockhart que Wertheim essaya la méthode qu'il décrit ainsi :

1° **Plaques de Wertheim**. — 1° Préparer trois tubes de sérum humain, liquide et stérile ; ensemencer le premier au moyen de l'anse de platine stérilisée et chargée de pus; puis dans les autres, faire deux dilutions.

Placer les trois tubes dans un bain-marie à 40°.

2° Mélanger soigneusement chaque tube à une quantité égale de gélose fondue et refroidie à 40° dans le même bain.

3° Couler les tubes en plaques, que l'on dispose dans une chambre humide pour les porter dans l'étuve à 36°.

Aspect des cultures. — La description donnée par Wertheim, de ses cultures, est restée classique et mérite d'être reproduite en détail. Nous l'empruntons au travail de Marcel Sée.

Au bout de vingt-quatre heures, la première plaque est uniformément trouble; à la loupe, le trouble est décomposé en des points fins et serrés.

A un plus fort grossissement, ces points, siégeant à des hauteurs différentes dans le milieu, sont constitués par de petits amas finement granulés, à limites irrégulières, au pourtour desquelles s'avancent des prolongements qui donnent l'impression d'un placard de mousse fine et peu serrée. Leur couleur est jaunâtre par transparence, les plus petites ont 7 à 12 μ de diamètre, les plus gros 80 à 120; soit en moyenne 20 à 23. La plupart des colonies siègent dans la profondeur : celles de la surface, peu nombreuses, ressemblent encore plus à une mousse peu serrée. Les individus isolés se voient mal. Mais sur une lamelle plaquée, à laquelle reste attachée la colonie intacte, on peut les distinguer très nettement, après coloration au bleu de méthylène. Il n'y a pas de formes non partagées, mais, par contre, de nombreux débuts de nouvelles divisions. La rapide prolifération est attestée par une vive coloration, ainsi que par les images de tous les degrés de croissance.

Sur les deux autres plaques, les colonies, beaucoup plus éloignées, sont déjà bien plus grosses et permettent facilement une prise sur une d'elles.

Au bout de 48 heures, la première plaque ne va plus continuer à croître, et donne des signes de régression. Sur les autres, au contraire, la croissance se poursuit. Les colonies profondes ont un diamètre moyen de 80 à 100 μ sur l'une des plaques, de 250 à 400 sur la dernière ensemencée. Elles se sont épaissies, sont devenues denses, à limites plus nettes, en sorte que l'aspect de mousse n'existe plus. Leur forme est ronde, ovale ou irrégulière ; leur couleur jaune-brun par transparence. Leur taille permet de les apercevoir à l'œil nu, comme des points blancs, grisâtres par réflexion, semés uniformément sur toute la plaque. Dans la suite de leur croissance, ces colonies profondes atteignent un diamètre de 0,5 à 1 millim., restant toujours d'un blanc grisâtre à la lumière réfléchie, d'un jaune-brun par transparence. Leur structure bossuée s'est accentuée pour plusieurs jusqu'à un aspect mûriforme.

Les colonies superficielles se comportent tout autrement. Leur provenance de colonies primitivement profondes s'affirme par un point central compact, qui, au microscope, ressemble absolument aux colonies sus-décrites. Autour, de tous côtés, s'étend uniformément un enduit superficiel mince, transparent, incolore, très peu élevé audessus du milieu qu'il ne liquéfie pas.

A un plus fort grossissement (100 diamètres), cet enduit paraît comme finement granulé, et pousse sur toute sa périphérie des prolongements en presqu'îles. Comme les colonies, dès qu'elles ont atteint l'extérieur, ne se développent plus qu'en surface, leur diamètre l'emporte de beaucoup à âge égal sur celui des colonies profondes. Après quarante-huit heures, elles ont 130 à 190 μ sur la deuxième plaque, un millimètre et plus sur la troisième. — Après soixante-douze heures elles ont 1,5 à 1,8 millimètre. L'enduit incolore, grenu au microscope, montre autour du point central de nombreuses petites condensations en forme d'amas, de couleur jaune-brun. Sur lamelle plaquée, le centre, plus profond, ne vient pas toujours avec le reste; mais à l'entour, où les cocci sont disposés sur une seule couche, on peut suivre comme précédemment leur croissance active. Là, pas de signes d'involution, tandis qu'au milieu, le contour des individus est peu net, et qu'il y existe des granulations et des fragments mal colorés.

Le cinquième ou sixième jour, les colonies augmentent peu; dès le cinquième, les cocci du bord eux-mêmes se colorent mal et sont souvent dégénérés. Le repiquage réussit néanmoins le huitième jour, quand les plaques sont préservées de la dessiccation.

Wertheim tire de ces faits un certain nombre de notions contraires à l'opinion primitive de Bumm, qui d'ailleurs les admit pleinement par la suite : possibilité pour le gonocoque de pousser dans la profondeur du milieu; non nécessité d'un pus très riche en gonocoques; inutilité d'ensemencement massif. Les colonies se développent d'autant mieux que les germes sont plus éloignés. Des cultures réussissent avec de très petites prises. Mais alors, au lieu de l'aspect décrit, on a de petites colonies isolées, claires comme des gouttelettes d'eau, qui ne prennent l'apparence caractéristique qu'après deux ou trois jours.

Repiquage. — Le repiquage sur sérum humain des colonies ci-dessus décrites, donne des cultures identiques à celles de Bumm. Mais, comme pour ces dernières, il expose à des insuccès. Là encore, Wertheim a songé à mêler le sérum à la gélose, et cherchant la proportion la plus favorable, il a trouvé qu'elle était de deux ou trois de gélose pour une partie de sérum humain liquide :

2° **Tubes de Wertheim.** — 1° Préparer les tubes d'agar à 2 p. 100 au lieu de 1,5 p. 100 ; les stériliser, et les laisser refroidir dans un bain-marie à 45°.

2° Ajouter à la gélose de chaque tube 1/2 ou 1/3 de son volume de sérum humain liquide, stérile. Bien mélanger en inclinant et relevant les tubes ;

3° Laisser solidifier les tubes maintenus inclinés.

Aspect des cultures. — En ensemençant de tels tubes avec du gonocoque, on voit, au bout de peu d'heures, apparaître partout de petits points blanc grisâtre. Après vingt-quatre heures, la culture atteint une abondance qui le cède à peine à celle du staphylocoque. Les petits points grandissent rapidement, deviennent confluents et forment un gros enduit cohérent, blanc grisâtre, brillant et humide, avec un bord moins ondulé. Dans la croissance ultérieure, ce bord pousse un limbe incolore, extrêmement transparent, qui n'est bien visible qu'à la lumière oblique. La consistance est la même que sur sérum, mais un peu plus molle, à cause de l'humidité plus grande du milieu.

Dans le liquide du fond recouvert d'une pellicule, se trouvent d'abondants gonocoques.

Repiquage. — Les repiquages successifs donnent des résultats identiques à ceux des plaques. Après huit jours, existent encore de nombreux gonocoques jeunes, en prolifération, alors que sur les tubes de sérum ils se colorent à peine dès le troisième ou quatrième.

Wertheim se demande à quoi tient cette exubérance. L'absence de coagulation par la chaleur n'y est pour rien, puisque le gonocoque pousse mal en sérum liquide, non coagulé ; ni la dilution, car étendu d'eau, le sérum donne des résultats plus mauvais encore. Par contre, le gonocoque pousse dans le sérum étendu de bouillon peptonisé ; les matériaux ajoutés avec le bouillon ont donc une utilité ; quant à la réaction, elle n'a guère de rôle dans la modification, puisque l'agar comme le sérum est légèrement alcalin.

La limite de vitalité des colonies paraît plus reculée à Wertheim qu'à Bumm.

La virulence ne se perd pas non plus rapidement, puisqu'une inoculation à l'urèthre humain a donné un résultat positif, c'est-à-dire une uréthrite blennorrhagique typique, après vingt-sept jours de culture artificielle.

III. — Modifications apportées a la technique de Wertheim

a) **Modifications du mode d'ensemencement.** — *Ensemencement en stries.* — Risso avait fait de nombreuses tentatives infructueuses pour cultiver le gonocoque. Il y parvint en adoptant le milieu de Wertheim, c'est-à-dire en se servant de sérum de sang placentaire, recueilli aseptiquement, puis mêlé à deux fois son volume d'agar et solidifié en tubes inclinés. Le pus fut fourni par un homme atteint d'une uréthrite aiguë gonococcique de dix jours. Le gland fut lavé ainsi que le méat, à l'eau distillée stérilisée. Puis un long fil de platine, introduit à 10 centim. dans l'urèthre, servit à faire l'ensemencement *en stries*.

Sur cinq tubes ensemencés, quatre seulement poussèrent ; ils servirent à en repiquer trois autres dont deux donnèrent des colonies de gonocoque, le troisième des microorganismes accidentels. Les colonies de gonocoques furent cultivées jusqu'à la cinquième génération.

Outre ces colonies gonococciques, en existaient d'autres de staphylocoques et d'un bacille court légèrement recourbé.

Des préparations furent faites les premiers comme les derniers jours. En faisant la prise, on remarquait que les colonies étaient très adhérentes à la surface de l'agar. Toujours les cultures jeunes montrèrent des cocci groupés deux à deux ou quelquefois quatre à quatre ; les vieilles contenaient quelques cocci isolés et plus petits.

Des repiquages de la première génération sur gélose simple et glycérinée, gélatine, bouillon, suivis pendant dix jours, ne montrèrent aucun développement.

L'ensemencement en stries fut encore employé par Fruger, Ghon et Schlagenhaufer. Ces auteurs considèrent qu'il n'est possible en tube que si le gonocoque est pur ou mêlé à peu de germes étrangers. Ils donnent alors, suivant la richesse de la sécrétion, des colonies en forme de gouttelettes, ou des cultures en stries. Mais ce serait, d'après ces auteurs, un moyen très infidèle pour remplacer les plaques.

Il n'en est pas de même si l'on strie sur une large surface, telle que la fournissent les boîtes de Petri, sur le fond desquelles est une couche mince de milieu.

Après désinfection réitérée du méat, on charge de pus une petite spatule de platine légèrement recourbée à son extrémité, au moyen de laquelle on fait six à sept stries parallèles distantes d'environ un demi-centimètre.

La première strie contient la masse principale du pus, les suivantes en contiennent de moins en moins.

L'ensemencement en stries, éliminant des manœuvres délicates et des chauffages nuisibles, a réuni, d'après Finger, où la méthode des plaques avait échoué.

Il est universellement adopté actuellement, au moins pour les cas ordinaires. Les boîtes de Petri ont l'avantage de faciliter l'examen microscopique à un faible grossissement. Elles ont, en revanche, le défaut d'une manipulation plus compliquée, d'une contamination plus facile et une dessiccation rapide si on ne les met pas en chambre humide. Pour toutes ces raisons, on leur préfère le plus souvent l'ensemencement en tubes ; si l'on trouve la surface d'un tube trop restreinte, il est facile d'en ensemencer plusieurs de suite.

Pour les premiers ensemencements, et contrairement à l'opinion de Finger, il est préférable d'étaler le pus le plus possible sur la surface.

Citons pour mémoire un autre mode d'ensemencement décrit par Grosglik, et depuis longtemps employé par Veillon. Il consiste à ensemencer l'eau de condensation du fond du tube, que l'on fait passer ensuite sur toute la surface du milieu en inclinant le tube. Il n'a guère été employé pour le gonocoque, et doit être mauvais pour les premières cultures ; mais il peut servir dans certains cas à ensemencer toute la surface d'un tube à l'aide de quelques colonies qui s'y trouvaient déjà.

b) **Modifications portant sur la préparation de la gélose.** — Wertheim se servait, pour constituer son mélange, de gélose simple à 2 p. 100. Il ne mentionne pas l'alcalinisation en décrivant son procédé, mais dit ailleurs que l'agar, comme le sérum, était légèrement alcalin. C'est cet agar alcalin à 2 p. 100 qui a été généralement employé. Kiefer s'est servi d'agar à 3 p. 100. Il y a avantage à forcer la teneur en gélose ; la filtration à chaud se fait néanmoins facilement (surtout si l'on a soin de la faire sur plusieurs filtres dans l'autoclave), et les milieux dilués par le mélange du sérum ont de ce fait une consistance meilleure.

Kiefer additionnait son agar de glycérine, Steinchneider nie l'utilité de sucrer le milieu. L'augmentation de la teneur en peptone serait, d'après lui, utile jusqu'à 1,5 ou 2 p. 100.

Dans l'espoir d'améliorer le milieu, on a remplacé le bouillon de bœuf, par divers bouillons humains. Menge a essayé, sans succès d'ailleurs, le bouillon de placenta. Schœffer conseillait un bouillon de rate, la rate étant riche en leucocytes.

c) **Modifications portant sur le sérum.** — *Succédanés du sérum de sang humain* (sérosité ascitique, pleurétique, etc.). — Comme il n'est pas toujours facile, ni possible, de se procurer en grande quantité du sérum de sang humain, il était intéressant de le remplacer par d'autres liquides de composition analogue et plus faciles à recueillir abondamment et aseptiquement.

Bockhart avait employé l'exsudat d'une péricardite séreuse.

Anfuso eut une idée semblable, après avoir essayé d'appliquer le sérum de bœuf à la méthode de Bumm. Il réussit avec du liquide d'hydarthrose causée par une synovite chronique du genou. Ce liquide fut stérilisé par chauffage discontinu et coagulé en tubes inclinés, capuchonnés de caoutchouc.

Le pus qui servit à l'ensemencement contenait des diplocoques intra-cellulaires typiques et provenant d'un malade dont la blennorrhagie franchement aiguë n'avait pas été traitée. Les cultures obtenues furent légitimes.

Une culture de douzième génération fut inoculée avec un résultat pleinement probant.

Menge présenta à la Société gynécologique de Leipzig des cultures obtenues suivant la méthode de Wertheim, et provenant d'une ophtalmie blennorrhagique; leur inoculation fut positive.

Technique de Menge. — L'auteur propose comme milieu un mélange d'agar et de liquide kystique, fait de la même façon que celui d'agar et de sérum sanguin dans la technique de Wertheim, et qu'il considère comme supérieur à ce dernier mélange.

Il est facile d'obtenir ce liquide aseptique.

On sort le kyste de l'abdomen sans l'ouvrir, on brûle sa surface au thermocautère sur une large étendue et assez profondément. Sur cette surface brûlée, on ouvre la paroi avec un couteau préalablement chauffé, en maintenant toujours la tumeur au dehors avec deux pinces. Il ne reste qu'à recueillir le liquide dans des récipients stérilisés préparés à l'avance.

Si le kyste est trop gros pour qu'on puisse le sortir sans l'ouvrir, on peut employer la même méthode en le laissant dans l'abdomen. Il faut éviter, bien entendu, le mélange de sublimé ou d'autres aseptiques.

Menge a utilisé de la même manière le contenu clair d'une grosse hydrosalpinx. La croissance fut un peu moins abondante que dans le cas précédent. Mais ce liquide présenterait le grand avantage de pouvoir être stérilisé à la vapeur courante, laquelle ne coagulerait pas ses alcali-albuminates.

L'auteur, parlant des mauvais résultats obtenus avant lui au moyen du liquide d'ascite et de pleurésie, exprime l'espoir que les résultats seraient meilleurs si on mêlait ces liquides à de l'agar.

Le remplacement du bouillon de bœuf, dans l'agar, par un bouillon de placenta humain, essayé par lui à l'instigation de Krönig, n'améliora en rien la croissance du gonocoque. Par contre, les autres pyogènes, staphylocoques et streptocoques, poussaient à merveille.

Technique de Steinschneider. — Steinschneider mélangea avec de l'agar du liquide d'hydrocèle recueilli stérile : soit deux parties d'agar pour une du liquide en boîtes de Petri ou en tubes.

En vingt-quatre heures, il obtint de petites colonies en gouttelettes, qui s'entourèrent en quarante-huit heures d'une couronne de petites perles transparentes, et en soixante-douze heures d'un troisième cercle de colonies. Il put les repiquer sur agar-sérum d'hydrocèle, et non sur agar ordinaire. Elles servirent à une inoculation à l'homme, dont le résultat, bien que positif, ne fut pas absolument probant (l'homme avait déjà une blennorrhagie, et la guérison fut rapide).

Une autre fois, des cultures entreprises sur le sérum d'hydrocèle ne réussirent pas.

Technique de Kiefer. — Kiefer a employé le liquide d'ascite, de la façon suivante :

1° Préparer de l'agar à 3 p. 100 additionné de peptone (5 p. 100), glycérine (2) et chlorure de sodium (0,5). Liquéfier ce mélange, puis le refroidir à 50° ;

2° Mélanger, dans les tubes mêmes, avec une masse égale de l'agar précédent (soit 1/4 de tube), le liquide d'ascite, préalablement filtré distribué, en tubes, stérilisé par chauffage discontinu à 62° et porté également à 50°, Couler en boîtes de Petri.

Ce milieu est de réaction neutre ; le meilleur proviendrait de personnes atteintes de tumeurs abdominales. On l'ensemence en stries, procédé que Kiefer croit, comme Finger, préférable au coulage après ensemencement. Le gonocoque est, en effet, d'une sensibilité extrême à la température. Aussi faut-il la maintenir aussi exactement que possible entre 35°,8 et 36°.

Les colonies ont parfait leur croissance au bout de quarante-huit heures et ne dépassent pas un diamètre de 3 millim.

Technique de Heiman. — Heiman conseille l'emploi de la sérosité pleurale (chest-serum) comme le milieu le plus favorable à la culture du gonocoque. Il a d'ailleurs essayé avec succès le sérum de sang placentaire et le sérum d'ascite ; mais aucun ne lui donna, dans ses nombreuses expériences de contrôle, une croissance aussi abondante, ce qu'il attribue à la grande teneur en albumine du chest-serum qui, laissé vingt-quatre heures à la glacière, donne un coagulum et reste cependant plus épais que les autres sérosités. Le liquide employé venait dans un cas d'un hydrothorax; dans un autre, d'une pleurésie aiguë. Un litre en avait été tiré chaque fois. Rarement il fallut transvaser pour se débarrasser des globules rouges.

Les meilleurs résultats furent obtenus avec ce liquide stérilisé et mélangé d'agar à 2 p. 100 (avec 1 p. 100 de peptone et avec ou sans 0,6 p. 100 de sel).

Technique usuelle. — Le milieu constitué par le mélange de gélose et de liquide d'ascite est aujourd'hui considéré par la plupart des expérimentateurs (Schaefer, Morax, Hallé) comme excellent. S'il a donné parfois des résultats très inconstants c'est qu'on se servait de gélose acide. Depuis qu'on alcalinise légèrement la gélose, les repiquages opérés sur ce milieu, en partant de colonies poussées sur lui ou sur d'autres, on a eu constamment une croissance nette, typique, et très abondante quand les passages précédents sur milieux de favorables n'avaient pas amoindri la vitalité des cultures.

A défaut de sérosité ascitique, on peut utiliser l'épanchement d'une pleurésie, le liquide d'une hydarthrose ou d'une hydrocèle. L'avantage du liquide d'ascite et qu'on peut se le procurer en grande quantité, et très aisément d'une façon aseptique, sans qu'il soit nécessaire de pratiquer d'aspiration.

Manière de recueillir la sérosité ascitique. — Il suffit de nettoyer avec soin la peau de la région abdominale où l'on se propose de pratiquer la paracenthèse (savonnage, lotion à l'alcool, éther et solution de sublimé), et de stériliser le trocart par un séjour à l'autoclave à 120° pendant dix minutes. On ponctionne, on laisse le premier jet s'écouler, et il est alors facile de recueillir, dans les tubes stérilisés au four à flamber, la quantité de sérosité dont on a besoin pour la préparation du milieu. Il est bon d'incliner les tubes en les présentant au jet de sérosité, pour éviter leur contamination par les germes qui pourraient se trouver en suspension dans l'air.

Pour être plus sûr qu'on est à l'abri de tout danger de contamination, et surtout dans les cas où l'on se propose de recueillir à la fois une grande quantité de sérosité, il vaut mieux faire passer directement le liquide de la cavité péritonéale dans les récipients au moyen d'une tubulure stérilisée. On peut, par exemple, adopter le dispositif suivant, qui permet de pratiquer l'opération dans les meilleures conditions d'asepsie : la peau ayant été bien nettoyée, le trocart étant stérilisé à l'autoclave, on y adapte, lorsque le jet de sérosité est établi, un embout métallique relié par un assez long conduit en caoutchouc à un tube de verre effilé à l'une de ses extrémités ; le tout ayant naturellement passé à l'autoclave à 120°. On a, d'autre part, de grands flacons ou ballons dont l'ouverture est recouverte par une feuille de papier solidement fixée par un fil autour de l'orifice du flacon ou ballon. Un capuchon de papier-filtre protège contre les germes la surface du papier formant peau de tambour jusqu'au moment de la paracentèse. Le flacon, bouché comme nous venons de l'indiquer, a été stérilisé au four à flamber.

Dès que le liquide d'ascite sort par le tube effilé, on soulève le capuchon de papier-filtre, et l'on perce avec la pointe de ce tube effilé le papier-tambour, qui suffit alors à empêcher les germes de tomber à la surface du liquide ascitique qui s'accumule au fond du flacon. On remet le capuchon de papier-filtre quand le flacon est rempli.

On peut aussi, et cette façon de faire facilite la répartition ultérieure du sérum dans les tubes, se servir du dispositif suivant (Morax) : le liquide ascitique est reçu dans un grand ballon, pourvu en bas d'une tubulure avec un tube de caoutchouc serré par une pince ; le tube aboutit à un petit cylindre en verre gradué, permettant de mesurer la quantité de liquide que l'on y fait arriver, et donnant lui-même en bas dans un second tube en caoutchouc, serré aussi par une pince et terminé par une canule de verre. Tout a été stérilisé d'une pièce. Au moment de se servir de l'appareil, c'est-à-dire lorsqu'on veut faire arriver la sérosité et la répartir dans les tubes, il suffit alors de stériliser l'extrémité de la canule en la passant dans la flamme d'une lampe à alcool.

Tel est le mode le plus pratique pour recueillir la sérosité d'une façon aseptique, pour l'avoir toute stérile à sa disposition. Mais il est évident que si, par une faute de technique, la contamination du liquide est effectuée, on pourra cependant s'en servir si l'on prend soin de tyndaliser le sérum par le chauffage discontinu à 58°.

Il s'agit maintenant de faire le mélange de sérosité et de gélose.

Manière de mélanger le liquide ascitique et la gélose. — Dans des tubes de culture ordinaires on met un bon centimètre cube de gélose ordinaire, fondue au bain-marie, ou plutôt à l'autoclave, si elle était déjà solidifiée. On met 2 p. 100 de gélose au lieu de la dose habituelle de 1,5 p. 100. On laisse la masse se refroidir jusqu'un peu au-dessus de la température de solidification, soit 40°, ce dont on se rend compte en mettant le tube dans la main ou en l'inclinant pour voir si la masse ne commence pas à se coaguler. Alors on ajoute dans chaque tube un tiers du volume ou la moitié de sérosité ascitique, suivant la technique exposée plus haut. On agite pour bien mélanger, et on laisse les tubes refroidir, après les avoir inclinés dans la position voulue.

Mode d'ensemencement. — Il est bon, lorsqu'on tente d'isoler, par la culture, le gonocoque d'un pus blennorrhagique, d'ensemencer un certain nombre de tubes, au moins trois, soit avec le fil de platine, soit avec la pipette. Si le malade peut venir au Laboratoire, on aura plus de chance de réussite, car les tubes doivent être mis à l'étuve le plus tôt possible après l'ensemencement. On nettoie le méat à l'eau stérilisée, on rejette la première goutte de pus, qui risque d'être souillée par les microbes étrangers, et l'on recueille les suivantes en ayant soin de ne pas toucher la muqueuse du méat.

Aspect des cultures. — Vingt-quatre heures après l'ensemencement, les colonies sont généralement assez développées à la surface des tubes qui ont séjourné dans l'étuve à 37°, pour qu'on puisse les étudier ; quelquefois, cependant, il faut quarante-huit heures pour qu'elles soient bien nettes. Ce sont des gouttelettes de rosée transparentes, presque incolores, pouvant être assez petites et serrées pour donner l'aspect d'un vernis mince ou d'une buée. D'autres fois, on voit apparaître des gouttelettes plus grosses, plus irrégulières, plus épaisses, grisâtres et translucides, gluantes à la prise, ressemblant à du pus ou à du mucus. Toutes, en s'élargissant, deviendront minces et transparentes. Rapprochées les unes des autres, elles restent très petites. Isolées, elles peuvent atteindre un diamètre de un centim. et plus. Elles ont peu de tendance à devenir confluentes : lorsqu'elles se touchent, la ligne de séparation reste marquée.

Les colonies bien développées présentent une zone centrale plus épaisse, plus dense, plus blanche par réflexion, plus forcée par transparence. Leur bord, bien défini, coupé net, est irrégulièrement arrondi, légèrement dentelé.

Au bout de peu de temps, les parties centrales commencent à se dessécher, blanchissent et sont moins transparentes tout en devenant plus minces. Par suite, le bord peut arriver à paraître un peu plus élevé que le centre de la colonie, tandis que d'autres fois sa croissance se fait par une zone pelliculaire extrêmement mince.

A mesure que la colonie s'accroît, son bord peut tendre à pousser des prolongements irréguliers qui donnent alors au contour un aspect polycyclique, ou s'étendent en forme de presqu'îles. Ces prolongements se comportent comme autant de colonies secondaires ; celles-ci apparaissent aussi séparées de la colonie mère, qui peut semer, autour d'elle, deux à trois générations.

A la seule inspection, ces colonies offrent donc un aspect qui les distingue de celles des staphylocoques et de la plupart des saprophytes de l'urèthre. Des cultures épaisses, confluentes, exubérantes, couvrant rapidement de larges espaces, ne peuvent être prises pour des cultures de gonocoque.

Longévité des cultures. — Même placées dans les meilleures conditions, capuchonnées pour éviter la dessiccation, les cultures vivent peu de temps. Dès le troisième jour, le centre des colonies entre en voie de régression, et bien qu'au bout de huit jours on puisse encore trouver des gonocoques vivants, prenant la matière colorante, il est prudent, si l'on veut entretenir sa culture de gonocoque, de ne pas attendre ce délai pour pratiquer un réensemencement. Hallé conseille de repiquer les cultures tous les huit jours; J. de Christmas est plus exigeant, puisqu'il croit le réensemencement nécessaire toutes les quarante-huit heures. C'est en grande partie cet inconvénient de la faible vitalité du gonocoque sur la gélose-ascite qui a suscité la recherche de nouveaux milieux plus favorables, et nous verrons tout à l'heure que le sérum coagulé de lapin et surtout le sang gélosé nous donnent à ce point de vue toute satisfaction.

B. — **Milieux liquides.**

On se sert de milieux liquides, non pour isoler le gonocoque à l'état de pureté, puisqu'il faut, pour remplir cette indication, la large surface d'un milieu solide, mais pour avoir un élément de plus pour le diagnostic du gonocoque, et surtout pour étudier les produits solubles que le microbe serait susceptible de déverser dans ce milieu.

Le gonocoque pousse bien dans un mélange à parties égales de bouillon de culture ordinaire et de sérosité ascitique. Il trouble très légèrement le milieu et forme au fond du tube un dépôt floconneux, puis à la surface un léger voile crémeux.

Au microscope, les gonocoques apparaissent en amas, en zooglées ; ils semblent collés ensemble. Les formes de dégénérescence sont précoces.

C. — **Cultures anaérobies.**

Le gonocoque peut-il se développer dans les milieux de culture à l'abri de l'oxygène de l'air? Nous nous trouvons ici en présence de deux opinions diamétralement opposées : celle de Wertheim, qui considère le gonocoque comme un microbe facultativement anaérobie, et celle, plus récente, de J. Hallé, qui n'a pu obtenir de cultures que dans les milieux oxygénés.

Wertheim employait la méthode de Büchner, consistant dans l'absorption de l'oxygène par un mélange d'acide pyrogallique et d'une lessive claire de potasse. La croissance du gonocoque lui paraissait même plus forte dans ce milieu qu'en présence de l'oxygène de l'air.

J. Hallé n'a jamais vu le développement appréciable dans les milieux rigoureusement privés d'oxygène, qu'il ait employé la gélose-ascite ou le bouillon-ascite.

Dans des tubes contenant de la gélose-ascite en couche profonde (10 centim. de hauteur), il ensemence le gonocoque pendant que le milieu est encore liquide. Il fait prendre rapidement la gélose par l'eau froide et il met à l'étuve. La culture se fait alors exclusivement à la surface et à 1 millim. au plus de profondeur dans l'épaisseur du milieu. Toutes les parties profondes restent stériles.

Une contre-expérience permet d'arriver à une conclusion identique. Si dans un des tubes ainsi préparés et où le gonocoque s'est développé seulement à la surface, on plonge une large pipette stérilisée, et que par aspiration on enlève un cylindre d'agar-ascite, on voit sur tout le pourtour du cylindre creux qui en résulte et autour de la perte d'agar, se développer des colonies de gonocoque, sur plusieurs millimètres d'épaisseur. Il suffit donc d'introduire de l'air au contact des organismes ensemencés pour obtenir leur pullulation (J. Hallé).

CHAPITRE II

Milieux nouveaux

A. — Milieux solides

I. — Sérum coagulé de lapin

Si l'on fait agir une certaine température sur le sérum de sang de lapin, on obtient, par la coagulation de ce sérum, un milieu solide très favorable à la culture du gonocoque. Ce milieu a été préconisé par J. de Christmas, à deux reprises (1897 et 1900), dans les *Annales de l'Institut Pasteur.*

C'est pour remédier au grand inconvénient résultant du peu de longévité des colonies sur la gélose-ascite que J. de Christmas propose le sérum pur et coagulé du lapin. La survie de la culture y serait, en effet, d'après lui, relativement considérable.

Bezançon et Griffon ont repris et contrôlé les recherches de J. de Christmas en ce qui concerne la culture de ce gonocoque sur le sérum coagulé de lapin. Nous avons pu mettre à contribution leurs notes de laboratoire et sommes ainsi à même de fournir quelques indications inédites.

Manière de recueillir le sérum. — Il est important de se procurer le sérum à l'état de pureté, pour éviter d'avoir à le stériliser ultérieurement. Il suffirait alors de le soumettre à la tyndalisation : séjour à l'étuve à 58°, pendant une heure chaque jour, pendant dix à douze jours. L'opération de la saignée de l'animal doit donc être pratiquée suivant toutes les règles de l'asepsie, tout comme une opération chirurgicale. L'animal est généralement saigné à blanc, quoiqu'on puisse se contenter de lui enlever une quantité limitée de sang, quitte à suturer la plaie opératoire ensuite.

On se comporte, pour obtenir le sérum, suivant les règles que nous donnons plus loin pour la préparation du sang gélosé, c'est-à-dire que le sang est prélevé au niveau de la carotide du lapin par une petite canule munie d'un tube de caoutchouc qui vient déboucher dans un grand tube stérilisé ou dans un moyen ballon.

On recueille ainsi, aseptiquement, 60 à 80 grammes de sang qui, après coagulation, laissent transsuder 30 à 40 grammes de sérum que l'on repartit dans des tubes stérilisés (Bezançon et Griffon) (1). J. de Christmas est d'avis qu'en saignant un lapin à blanc, on peut récolter une centaine de centimètres cubes de sang, qui donnent environ 60 centimètres cubes de sérum. Il est bien rare que la quantité de sang et de sérum fournie par un lapin soit aussi grande. Dans la pratique, il faut compter avec différents incidents : syncope du lapin, obstruction de l'aiguille par un caillot, etc., et les chiffres donnés par Bezançon et Griffon sont plus près de la réalité.

Technique de la coagulation du sérum. — Les tubes contenant le sérum doivent être maintenus à une tempéra-

(1) Bezançon et Griffon. Milieux de culture du pneumocoque, 20 août 1898. *Presse médicale*, n° 69.

ture relativement haute, qui le coagule. Ces tubes doivent être de petit calibre, car de grands tubes nécessiteraient chacun une grande quantité de sérum.

On se sert, pour la coagulation du sérum contenu dans ces tubes, de l'étuve à gélifier le sérum de bœuf usité pour le diagnostic bactériologique de la diphtérie (appareil de Koch modifié). Les tubes, déposés dans cette étuve, doivent présenter l'inclinaison voulue.

On porte la température à 75°, et on fait agir la chaleur pendant quatre à cinq heures. Au bout de ce temps, le sérum est gélifié ou gélatinisé, c'est-à-dire que, coagulé, il constitue une masse solide, à surface oblique, que l'on peut ensemencer largement avec un pus blennorrhagique, et qui peut par conséquent servir à la séparation des germes de nature différente qui peuvent se rencontrer dans ce pus.

Culture du pus blennorrhagique. — Le sérum coagulé de lapin aurait pour J. de Christmas cet avantage de permettre au gonocoque de se développer plus vite que les autres microorganismes qui peuvent se trouver dans le pus blennorrhagique. Ainsi, si la blennorrhagie est récente, et si le pus renferme beaucoup de gonocoques, il suffirait souvent de douze heures de séjour à l'étuve à 36° pour voir la surface du sérum se couvrir de petites colonies transparentes. Il serait alors très facile, en repiquant dans un nouveau tube une colonie isolée, d'obtenir dès le second ensemencement une culture parfaitement pure et abondante de gonocoques. C'est en somme l'analogue de ce qui se passe pour le bacille diphtérique et le sérum de bœuf gélatinisé : on sait qu'au bout de vingt heures le bacille de Lœffler, provenant de la gorge d'un malade, a seul poussé sur le sérum de bœuf, et que c'est là non seulement un moyen d'avoir le bacille diphtérique à l'état de pureté, mais un élément précieux pour le diagnostic bactériologique de la diphtérie.

De cette façon, de Christmas a pu isoler le gonocoque dans la plupart des cas de blennorrhagie récente qu'il a examinés. Ainsi dans une série de dix blennorrhagies uréthrales chez l'homme, datant de trois à quinze jours, il a pu le cultiver et l'isoler en culture pure dans huit cas.

Il est probable, ajoute Christmas, que l'emploi du sérum de lapin facilitera la recherche du gonocoque dans l'uréthrite chronique, ainsi que dans les différentes affections que le gonocoque peut occasionner ; mais il n'a pu réaliser encore ce desideratum.

Aspect des cultures. — Que l'ensemencement ait été pratiqué avec du pus uréthral ou avec une colonie pure, les tubes de sérum de lapin, mis à l'étuve à 37°, présentent les particularités suivantes : sur le fond opaque, légèrement bleuté, que constitue le milieu, on perçoit un nombre variable de colonies gonococciques, qui ont d'ailleurs sensiblement les mêmes caractères sur tout milieu solide : elles sont arrondies, diaphanes, à point central surélevé, et, lorsqu'on les enlève avec le fil de platine, elles offrent une viscosité telle qu'elles adhèrent au métal et se laissent tirer.

La rapidité de développement des colonies a paru moins grande à Bezançon et Griffon : ensemencé avec un fil de platine chargé de culture pure, le sérum de lapin leur a présenté une culture très maigre, au bout des premières vingt-quatre heures.

A peine quelques colonies, une à trois, se voient à la surface du milieu. Mais déjà, quoiqu'à peine trouble, le liquide de condensation qui se trouve au fond du tube est très riche en gonocoques, comme on peut s'en rendre compte par l'examen microscopique.

Au bout de deux à trois jours, le développement est complet, le liquide de condensation se trouble davantage, devient opalescent, et les colonies sont maintenant nombreuses, adultes, plus ou moins confluentes.

Au microscope les gonocoques développés sur le sérum de lapin n'offrent pas de caractères qui les distinguent de ceux développés sur tout autre milieu. J. de Christmas insiste sur l'aspect irrégulier des germes : au lieu d'être arrondis régulièrement comme les autres microcoques, ils ont des contours inégaux, présentant souvent la forme de cubes aux coins arrondis. La grosseur des grains est très inégale; beaucoup se colorent mal et présentent déjà, dans les cultures âgées de vingt-quatre heures, des formes de dégénérescence. On peut dire que la forme classique du gonocoque, en grain de café, qu'on rencontre toujours dans le pus, est celle qu'on trouve le moins souvent dans les cultures (de Christmas). D'après V. Griffon (communication orale), les gonocoques développés sur le sérum de lapin ont très nettement la forme en grains de café si l'on examine les colonies de bonne heure, dès le premier jour, surtout si on porte sous le microscope une goutte du liquide condensé au fond des tubes. De bonne heure, apparaissent les formes de dégénérescence (cocci irréguliers, diplocoques à grains inégaux parfois ne prenant plus les matières colorantes, etc.).

Enfin le sérum coagulé de lapin constituerait, d'après de Christmas, un milieu sur lequel le gonocoque, non seulement se développe abondamment, mais reste vivant trois à quatre semaines et quelquefois jusqu'à deux mois après son ensemencement, et cela « malgré le dessèchement complet du sérum, qui à cette époque ne formait plus qu'une couche dure, adhérente au tube ».

Malheureusement le sérum de lapin est, au dire de M. Christmas lui-même, difficile à obtenir en grande quantité. Le sang une fois recueilli, il faut attendre la rétraction du caillot, et si celle-ci n'est pas parfaite, cette quantité de sérum sera encore plus réduite. Il est même des cas où le sang reste pris en masse et ne laisse plus transsuder de sérum. Pour ces raisons de technique, le nouveau milieu de culture dont nous allons maintenant nous entretenir et qui a été préconisé par Bezançon et Griffon, nous semble d'un emploi encore plus pratique.

II. — Sang gélosé

C'est à propos de la culture du bacille tuberculeux que Bezançon et Griffon ont donné pour la première fois la formule de ce nouveau milieu, qui paraît devoir convenir à une foule de microorganismes, et qui, en particulier, constitue pour le gonocoque un excellent terrain de culture.

Cette formule, communiquée à la Société de Biologie le 4 février 1899, doit être légèrement modifiée quand il s'agit de microbes qui, comme le gonocoque, ne nécessitent pas la présence de glycérine pour leur développement.

Les résultats que fournit la culture du gonocoque sur le sang gélosé viennent de faire l'objet d'une nouvelle communication de Bezançon et Griffon à la Société de Biologie (30 juin 1900). C'est le développement de leur note, forcément brève, que nous entreprenons ici, grâce aux détails inédits que nous a fournis sur ce sujet notre ami V. Griffon.

Technique de la préparation du milieu de culture. — Le sang, qu'il s'agit d'offrir non modifié au développement du microbe, en l'emprisonnant dans la gélose qui va lui servir de substratum, peut provenir d'un animal quelconque de laboratoire : on peut prendre le chien, qu'on saigne au niveau de la fémorale ; il est plus pratique de choisir le lapin, dont on recueille le sang au niveau de la carotide.

Voici comment on procède : Après avoir coupé aux ciseaux les poils de la région antérieure du cou du lapin, on incise la peau sur la ligne médiane et l'on arrive sur la trachée qui sert de guide pour trouver la carotide ; on dénude l'artère, on pose une ligature sur le faisceau au voisinage de la tête de l'animal ; on place une pince temporaire, à mors plat, sur le bout central de l'artère ; on incise en biseau le segment isolé ; on introduit un petit trocart mousse, fixé ensuite par un fil sur l'artère et muni d'un tube de caoutchouc. On enlève la pince temporaire. Le sang s'échappe par l'orifice du tube de caoutchouc, et l'on s'empresse de le recueillir dans des tubes contenant de la gélose, fondue dans une certaine quantité de bouillon et maintenue liquide au bain-marie à une température de

50° environ. On fait le mélange, en évitant de secouer le tube ; on le pose sur un plan incliné : en se refroidissant, la masse de gélose emprisonne le sang dont on l'a additionnée (Bezançon et Griffon) (1).

Pour faire le mélange, il faut bien se garder d'agiter fortement le tube, manœuvre qui introduirait des bulles d'air dans le milieu ; on doit se contenter de coucher et de relever alternativement le tube, sans crainte d'humecter le bouchon d'ouate : on en est quitte pour changer ultérieurement ce bouchon, en en prélevant un de même volume sur un tube simplement bouché et stérilisé au four à flamber.

Aspect des cultures. — Ensemencés largement avec du pus blennorrhagique, et pris à l'étuve à 37°, les tubes de sang gélosé présentent dès les premières vingt-quatre heures une abondante culture constituée par des colonies arrondies, plates, brillantes, transparentes, de dimensions variables suivant l'abondance de l'ensemencement, c'est-à-dire suivant le nombre des colonies développées. Si celles-ci sont peu nombreuses, elles prennent des dimensions relativement grandes ; confluentes, elles constituent une traînée à bords découpés, polycycliques ; très nombreuses, elles diminuent de volume, jusqu'à prendre l'aspect de grosses colonies de pneumocoque. Pendant deux à trois jours, les colonies, si elles sont rares, continuent à grandir par la périphérie ; mais elles restent plates en s'étalant.

(1) Bezançon et Griffon. Culture du bacille tuberculeux sur la pomme de terre emprisonnée dans la gélose glycérinée et sur le sang gélosé. *Société de Biologie*, 4 février 1899.

Le milieu de culture, d'un rouge vermeil avant l'ensemencement, prend à l'étuve une coloration chocolat. Sur

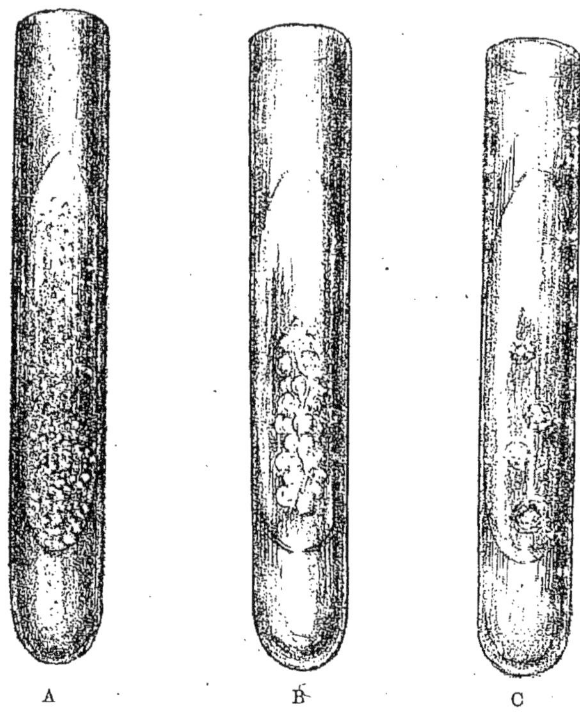

FIG. I. — Culture du gonocoque sur le sang gélosé (milieu de Bezançon et Griffon).

A. Colonies petites très nombreuses. — B. Colonies confluentes, traînée à bords polycycliques. — C. Colonies rares, étalées, à l'état de complet développement.

ce fond foncé, les colonies ont une teinte légèrement blanchâtre ou blanc brunâtre.

Lorsqu'on les prélève avec le fil de platine, elles se montrent d'une viscosité particulière.

Aspect microscopique. — Au microscope, le gonocoque est en diplocoques bien réguliers le premier jour de la culture avec des faces opposées régulièrement planes. Une culture qui a séjourné trois à quatre jours à l'étuve présente des colonies un peu plus développées et surtout des gonocoques déformés, arrondis, de dimensions variables, à petits grains alternant avec des grains géants, et déjà l'on constate des cadavres de gonocoques, qui ne prennent plus la matière colorante.

Durée de la vitalité. — La longévité du gonocoque sur le sang gélosé est considérable. Dans un même tube conservé encapuchonné à l'étuve à 37°, Bezançon et Griffon ont pu conserver six mois le gonocoque vivant. Repiqué au bout de ce temps sur un nouveau tube de sang gelosé, le gonocoque y poussait avec tous ses caractères habituels.

Intérêt du milieu. — Cette importante particularité, jointe aux avantages que constituent la précocité d'apparition des colonies (qui paraît ici plus grande que sur tout autre milieu), la netteté des caractères morphologiques du gonocoque développé, l'économie du milieu et la simplicité de sa préparation, fait que le sang gélosé est certainement à l'heure actuelle le milieu le plus pratique pour la culture du gonocoque.

Résultats cliniques obtenus. — Ce milieu a permis à Bezançon et Griffon, à Marcel Sée, d'isoler le gonocoque à l'état de pureté dans les quelques cas d'uréthrite aiguë qu'ils ont eus à leur disposition ; il a également permis à Griffon et Nattan-Larrier de cultiver le gonocoque dans un cas de synovite aiguë para-trochantérienne chez une malade du service de M. le professeur Dieulafoy, à l'Hôtel-Dieu. (L'observation, pour le moment inédite, sera publiée ultérieurement *in extenso* par Griffon et Nattan-Larrier.)

Avantages au point de vue du diagnostic du gonocoque. — Nous venons de compter, au nombre des avantages que présente le sang gélosé comme milieu de culture, la netteté des caractères morphologiques du gonocoque développé. Ce point, étant donnée son importance pour le diagnostic du gonocoque, appelle quelques développements. L'un des bons éléments de diagnostic bactériologique, la réaction sur les animaux, faisant défaut au gonocoque, il est nécessaire de s'enquérir, pour caractériser ce microbe, des moindres détails de morphologie et de culture.

Les auteurs qui décrivent les caractères microscopiques des gonocoques développés sur les milieux de culture insistent sur la différence d'aspect des diplocoques du pus blennorrhagique et des diplocoques des colonies des tubes de culture, sur la régularité de forme et de dimensions des premiers contrastant avec l'irrégularité des seconds. Le gonocoque cultivé, « qu'il soit en coccus isolé ou en diplocoque, a ce caractère d'être irrégulier comme grosseur et comme forme. En effet, dans la même préparation, on trouve des éléments plus petits que les cocci observés dans le pus et tout à côté des éléments plus gros. D'autre part, si on les examine à un fort grossissement, on voit que beaucoup de ces microcoques ne sont pas parfaitement ronds ; ils ressemblent plutôt à de petits cubes à angles arrondis ; beaucoup, surtout les gros, sont en voie de division » (J. Hallé).

J. de Christmas exprime la même opinion : « ce qui frappe surtout en regardant une préparation de gonocoques étalée sur lamelle et colorée avec une couleur d'aniline, c'est l'aspect irrégulier des germes. Au lieu d'être arrondis régulièrement comme les autres micrococques, ils ont des contours inégaux, présentant souvent la forme de cubes aux coins arrondis. La grosseur des grains est très inégale ; beaucoup se colorent mal et présentent déjà, dans les cultures âgées de 24 heures, des formes de dégé-

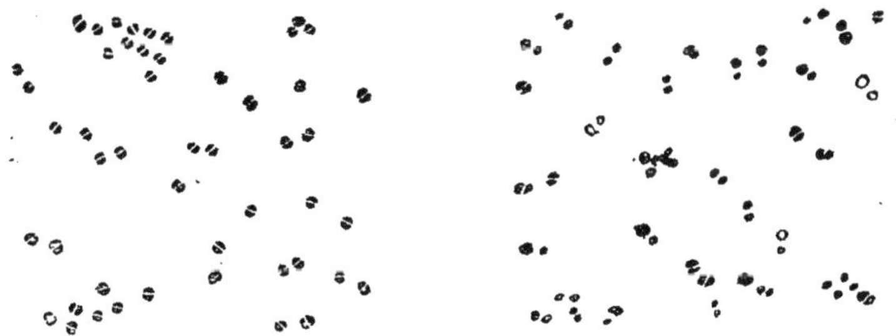

FIG. 2. — Culture de vingt-quatre heures sur sang gélosé. Examen microscopique.

FIG. 3. — Culture de plusieurs jours sur sang gélosé. Les gonocoques sont déformés.

nérescence bien décrites par Wertheim. On peut dire que la forme classique du gonocoque, en grain de café, qu'on rencontre toujours dans le pus, est celle qu'on trouve le moins souvent dans les cultures. »

Or, les colonies développées sur le sang gélosé présentent précisément cet avantage d'être constituées par des gonocoques qui, au bout de vingt-quatre heures de séjour à l'étuve, ont conservé sur la culture les caractères morphologiques si nets qu'ils avaient dans le pus : ce sont toujours des diplocoques bien réguliers dans leur mode d'arrangement et dans leurs dimensions ; les faces opposées sont manifestement planes, et l'aspect classique en grains de café est des plus nets. C'est seulement les jours suivants que, le tube demeurant à l'étuve, les gonocoques se déforment, s'arrondissent, dégénèrent et se colorent mal. On peut juger d'après les figures 2 et 3 les changements qui s'opèrent dans la morphologie du gonocoque par le vieillissement de la culture. Il est un caractère qui demeure commun aux deux aspects, c'est l'absence d'amoncellement en amas réguliers comme ceux du staphylocoque ou de disposition en chaînettes comme celles du streptocoque et, parfois, du pneumocoque.

B. — **Milieux liquides**

Le sérum de lapin, recueilli purement et non traité par la coagulation, ne constitue pas un milieu favorable à la culture du gonocoque. Il est intéressant de noter que, pour permettre le développement du microbe, le sérum doit être chauffé à une température assez élevée, celle de la coagulation (de Christmas, Griffon).

Aussi J. de Christmas, se proposant d'étudier la toxine du gonocoque, se borne-t-il à cultiver le microbe dans le mélange de bouillon-ascite dont nous avons parlé au chapitre I. Le liquide ascitique est ajouté au bouillon peptonisé dans la proportion de une partie pour trois parties de bouillon. La présence de la peptone est pour ainsi dire nécessaire ; on en additionne le bouillon de veau dans la proportion de 1 p. 100 ; elle augmente de beaucoup la valeur nutritive du milieu ; elle semble même plus indispensable que le bouillon, car le bouillon-ascite, sans peptone, ne donne que de maigres cultures, tandis qu'on obtient un très beau développement dans une solution de peptone-ascite sans bouillon.

CONCLUSIONS

I. — Sans être d'une réelle difficulté, la culture du gonocoque est cependant délicate, puisqu'elle exige l'emploi de milieux spéciaux, à base de matières albumineuses.

II. — Le sérum de sang humain, utilisé par Bumm, ne constitue qu'un milieu d'étude, un milieu d'exception, puisqu'on ne peut l'avoir qu'en petite quantité.

III. — L'adjonction de gélose au sérum humain, et surtout la substitution d'une sérosité humaine pathologique (liquide d'ascite, de pleurésie) au sérum de sang humain a fait faire un grand progrès à la culture du gonocoque, et le milieu de Wertheim constitue un excellent milieu. Cependant on n'a pas toujours, au laboratoire, à sa disposition une sérosité humaine, et d'autre part, la vitalité du gonocoque sur la gélose-ascite est toujours éphémère et ne dépasse pas quelques jours.

IV. — Le sérum coagulé du lapin, milieu de J. de Christmas, présente sur le milieu précédent l'avantage de ne pas nécessiter de sérosité venant de source humaine, et surtout de conserver plus longtemps au gonocoque sa longévité dans les tubes de culture.

V. — Le sang gélosé, milieu de Bezançon et Griffon, répond encore mieux à ces desiderata puisqu'on peut prendre à un animal quelconque de laboratoire le sang qu'il s'agit d'emprisonner dans la gélose, et que, d'autre part, le gonocoque peut vivre plusieurs mois à la surface d'un même tube de ce milieu.

VI. — Quel que soit d'ailleurs le milieu de culture employé, il est une série de précautions communes que commande la fragilité du gonocoque : ensemencement abondant, au lit du malade, d'une lésion gonococcique récente, encapuchonnement du tube et mise immédiate à l'étuve.

VII. — Par la simplicité relative de sa préparation, par les avantages réels qu'il présente sur les autres milieux de culture pour ce qui est de la morphologie et de la longévité du gonocoque, le milieu de Bezançon et Griffon nous paraît être aujourd'hui le meilleur milieu de diagnostic et de conservation du gonocoque.

INDEX BIBLIOGRAPHIQUE

Anfuso. — Il Gonococco di Neisser. *Riforma med.*. 1891, I, p. 328 (travail du labor. du Dr Ferrari, à l'Instit. dermo-syphilopath. de Catane).

Bezançon (F.) et V. Griffon. — Culture du gonocoque sur le sang gélosé. *Société de Biologie*, 30 juin 1900.

Bumm. — *Der Mikroorganismus der Gonorrhoischen Schleimhaut-Erkrankungen, « Gonokokkus Neisser »*.

Christmas (J. de). — Contribution à l'étude du gonocoque et de sa toxine. *Annales de l'Institut Pasteur*. Premier mémoire, août 1897, n° 7, p. 609. Deuxième mémoire : mai 1900, n° 5, p. 331.

Finger, Ghon et Schlagenhaufer. — Beiträge z. Biologie des Gonokokkus u. z. path. Anatomie des gonorrhoischen. Processes. *Arch. f. Derm. u. Syph.*, 1894, Bd XVVII, Hft 1-3, p. 277.

Gebhard. — Der Gonokokkus Neisser auf der Platte und in Reincultur. *Berlin. klin. Wochensch.*, 14 mars 1892.

Grosglik (S.). — Ueber Agard-und Blut serumplatten in Reagenz gläsern. *Centrabl. f. Bakt. u. Parasit.*, 1895, t. XVII, n° 22, p. 826.

Hallé (J.). *Recherches sur la bactériologie du canal génital de la femme (état normal et pathologique)*. Thèse de Paris, 1898, p. 16.

Hennan (H.). — A clinical and bacteriological study of the gonococcus (Neisser) as found in the male urethra and in the vulvo-vaginal tract of children. *Med. Record*, 22 juin 1895, n° 25, t. XLII, p. 769.

Kiefer. — Zur kultur des gonokokkus Neisser. Sitzungsber. d. Berlin. mediz. Gesellsch, 27 mars 1895. *Berlin. klin. Woch.*, 15 avril 1895, n° 15, p. 332. — *New-York Acad. of med.*, 16 mai 1895.

Menge. — Ein Beitrag zur kultur des Gonokokkus. *Centrabl. f. Gynæk.*, 25 fev. 1893, n° 8, p. 152.

Risso. — Culture del Gonococco a scopo clinico. *Riforma medica*, 24 mai 1892, t. II, n° 118, p, 507.

Sée (Marcel). — *Le Gonocoque*. Thèse de Paris, 1896.

Steinschneider. — Ueber die cultur der Gonokokken. Travail de la clinique de Neisser. *Berlin. klin. Wochensch.*, 1893, nos 29-30, p. 697 et 720.

Wertheim. — Reinzüchtung des Gonokokkus Neisser mittels des Plattenverfahrens. *Deutsche med. Woch.*, 10 déc. 1891, t. XVII, p. 1351. — Die ascendirende Gonorrhoe bein Weibe. *Arch. f. Gynæk.*, 1892, XLII, fasc. 1.

TABLE DES MATIÈRES

IMPRIMERIE A.-G. LEMALE, HAVRE

www.ingramcontent.com/pod-product-compliance
Ingram Content Group UK Ltd.
Pitfield, Milton Keynes, MK11 3LW, UK
UKHW012259240726
13966UKWH00004B/1492